La brújula del cuidador

La brújula del cuidador

Ayuda para familiares y cuidadores

Raül Córdoba

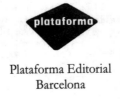

Plataforma Editorial
Barcelona

Primera edición en esta colección: septiembre de 2010

© Raül Córdoba, 2010
© de la presente edición: Plataforma Editorial, 2010

Plataforma Editorial
c/ Muntaner, 231, 4-1B – 08021 Barcelona
Tel.: (+34) 93 494 79 99 – Fax: (+34) 93 419 23 14
www.plataformaeditorial.com
info@plataformaeditorial.com

Depósito legal: B. 31.956-2010
ISBN: 978-84-96981-99-7
Printed in Spain – Impreso en España

Diseño de cubierta:
Jesús Coto
jesuscoto.blogspot.com

Fotocomposición:
Grafime. Mallorca, 1 – 08014 Barcelona
www.grafime.com

El papel que se ha utilizado para imprimir este libro proviene
de explotaciones forestales controladas, donde se respetan
los valores ecológicos, sociales y el desarrollo sostenible del bosque.

Impresión:
Romanyà-Valls; Verdaguer, 1 – Capellades (Barcelona)
www.romanyavalls.com

A la memoria de mi abuelo

Carpe Diem

No dejes que termine el día sin haber crecido un poco,
sin haber sido feliz, sin haber aumentado tus sueños.

No te dejes vencer por el desaliento.
No permitas que nadie te quite el derecho a expresarte,
que es casi un deber.

No abandones las ansias de hacer de tu vida algo extraordinario.
No dejes de creer que las palabras y las poesías
sí pueden cambiar el mundo.

Pase lo que pase nuestra esencia está intacta.
Somos seres llenos de pasión.
La vida es desierto y oasis.
Nos derriba, nos lastima,
nos enseña,
nos convierte en protagonistas
de nuestra propia historia.

Aunque el viento sople en contra,
la poderosa obra continúa:
tú puedes aportar una estrofa.
No dejes nunca de soñar,
porque en sueños es libre el hombre.

No caigas en el peor de los errores:
el silencio.
La mayoría vive en un silencio espantoso.

No te resignes.
Huye.
«Emito mis alaridos por los techos de este mundo»,
dice el poeta.
Valora la belleza de las cosas simples.
Se puede hacer bella poesía sobre pequeñas cosas,
pero no podemos remar en contra de nosotros mismos.
Eso transforma la vida en un infierno.

Disfruta del pánico que te provoca
tener la vida por delante.
Vívela intensamente,
sin mediocridad.
Piensa que en ti está el futuro
y encara la tarea con orgullo y sin miedo.

Aprende de quienes puedan enseñarte.
Las experiencias de quienes nos precedieron,
de nuestros «poetas muertos»,
te ayudan a caminar por la vida.
La sociedad de hoy somos nosotros:
los «poetas vivos».

No permitas que la vida te pase a ti sin que la vivas…

WALT WHITMAN

Índice

Prólogo

Cuando era pequeño me fascinaba ver películas de superhéroes. Al volver de la escuela, me sentaba delante del televisor y consumía las horas viendo cómo personas que en apariencia eran de carne y hueso, como nosotros, eran capaces de salir victoriosas de todas las batallas que se libraban entre el bien y el mal. Hoy no me atrevería a decir con exactitud dónde se encuentra la delgada línea que separa a cada uno. Y este libro, precisamente, está dedicado a todos los superhéroes. Pero no a los superhéroes que alimentaron las fantasías de mi infancia, puesto que con el paso del tiempo he aprendido que los verdaderos superhéroes son anónimos. Este libro, escrito con la letra que sólo puede dictar el puño del corazón, está dedicado a los otros superhéroes, a los auténticos, a los que, lejos de ser famosos o salir en los noticieros, cada día pueblan las calles por las que transitamos. Superhéroes que, sin galones ni reconocimientos por parte de la sociedad que los rodea, son capaces de sacrificar su propia vida por cuidar a algún familiar o ser querido enfermo. En definitiva, este libro está dedicado a todos los cuidadores que piensan que la felicidad, cuando se cuida a una persona enferma, no se trata de una estación inalcanzable que se divisa en el horizonte, sino que, por muy costoso que pueda parecer al principio, se trata de una forma de viajar. A todos ellos están dedicadas las siguientes páginas.

1.
Un viaje de ida con retorno

«Lo importante no es lo que te sucede,
sino tu forma de reaccionar.»
OSHO

Absolutamente todo el mundo espera que, en algún momento de su vida, aparezca por la orilla el barco que inevitablemente le tiene que conducir de nuevo a su isla de origen, pero nadie quiere imaginar que ese barco pueda llevar escrito en un costado el nombre de alguna enfermedad irreversible o terminal. *Pero ¿qué sucede cuando ese temido barco no es el tuyo, sino el de un familiar o ser querido?* Toda tu alma se llena de preguntas acerca de esa persona que hasta entonces nunca antes te habías atrevido a formularte. Han sido tantos los momentos que has compartido con ella que no puedes imaginarte que lentamente se irá alejando hasta llegar un día en que, posiblemente, se olvidará por completo de quién eres y qué has significado para ella. Y es que no se trata sólo de una persona que se aleja, sino que, debido a lo importante que ha sido en tu vida, es como si una parte importante de tu propio cuerpo se desprendiera de ti. ¿Cómo podré alejarme de ella sin que me hiera el alma? ¿Cómo podré seguir sin sufrir? Son algunas de las preguntas más frecuentes. Pero no puedes permanecer en esa posición durante mucho más tiempo, porque estarías condenándote a congelarte, a instalarte de por vida en el sufrimiento.

Con el viaje de tu ser querido empieza a la vez tu viaje, el que harás junto a él, acompañándolo, hasta su llegada a puerto. Después llegará el momento de la vuelta, porque, aunque la separación pueda ser dolorosa, tu sitio todavía se encuentra junto a los tuyos, junto a los seres que amas y que siguen vivos. Por eso, el tuyo sólo es un viaje de ida con retorno. Pero todavía te queda un último viaje junto a tu ser querido, y sólo depende de ti que ese viaje sea una experiencia inolvidable o sea un terrible tormento. Y para ello, aunque no conozcas nada sobre la enfermedad, no puedes dejar que este mal te asuste y te gane la batalla. Debes aprender a nadar contra las corrientes y plantarle cara con todas tus fuerzas, con todas tus garras. Porque el viaje que ahora inicias será tu última oportunidad para sentir el latir del corazón de esa persona junto al tuyo, hasta que el último murmullo se pierda definitivamente como una minúscula gota que regresa a un océano infinito. ¿Desplegamos las velas?

El barquero

Un viajero, para cruzar un caudaloso río de una orilla a otra, tomó una barca. De repente, una bandada de aves surcó el cielo y el viajero preguntó:

—Buen hombre, ¿has estudiado la vida de las aves?

—No —dijo el barquero.

—Entonces, has perdido la cuarta parte de tu vida.

Pasados unos minutos, la barca se deslizó junto a unas exóticas plantas que flotaban en las aguas del río.

—Dime, barquero, ¿has estudiado botánica?

—No, no sé nada de plantas.

—Pues debo decir que has perdido la mitad de tu vida —comentó el viajero.

El barquero siguió remando pacientemente.

Súbitamente, el viento empujó la barca hacia un fuerte remolino. El barquero preguntó:

—¿Sabes nadar?

—No —contestó el viajero.

—Pues tú has perdido toda tu vida porque vamos a naufragar.

2.
La fuerza del corazón

«Cuanto más desnudo
está el amor, menos frío tiene.»
JOHN OWEN

Cuando inicias un viaje junto a una persona enferma te ves casi obligado a dejar de lado la mayoría de las cosas que hasta ese momento tenías entre manos. Indudablemente te embarcas en un valiente viaje que no sólo cambiará la vida del enfermo, sino también la tuya. Y es que, aunque al principio tu asiento es el de acompañante, llegará un momento de la travesía en que la incapacidad de tu ser querido te convertirá en el capitán de la nave, enfrentándote a los oleajes y las tempestades sin más ayuda que la que puedas ofrecerte a ti mismo. *Porque el proceso de cuidar a una persona enferma empieza antes por aprender a cuidarse uno a sí mismo.* Entonces, estarás preparado para poder entregar a esa persona todo tu corazón; un corazón que, a medida que se acerque el final, y por lo tanto la despedida, irá perdiendo todos sus velos para convertirse en un generoso árbol repleto de frutos. Y es que debes saber que, cuando subes como cuidador a bordo de este temido barco, las únicas velas que se desplegarán serán las del amor. Cada día, la fuerza del corazón será la que te empujará a luchar para que a los ojos de tu ser querido no le falte la luz, para que todos los recuerdos que habéis vivido juntos no se conviertan en tierra árida, y para que la llama de la pasión perdure despierta hasta la eternidad, incluso después de la llegada a puerto. A medida que transcurra el viaje, y cuanto más tiempo pases junto a la persona enferma, aprenderás que los senderos del amor, aunque puedan ser escarpados, siempre vale la pena seguirlos.

El amor podrá sacudirte con fuerza cuando la persona que amas no consiga acordarse ni tan siquiera de tu nombre, pero tienes que tener fe y creer en él de forma absoluta. Y es que aunque existan momentos en que sientas que tu tarea como cuidador pueda hacerte descender hasta las oscuras raíces del subsuelo, al borde de la angustia, existirán otros en que te hará ascender hasta la misma altura del sol, ofreciéndote la posibilidad de poder acariciarlo con la yema de los dedos. El amor, cuando cuidas a una persona enferma, podrá desgranarte, golpear enfurecido contra tus ventanas o colarse en tus sueños y deshilarlos por completo. Todo esto hará el amor en ti. Pero no debes tener miedo a que el amor te desnude, porque es la única forma de que puedas entender los secretos de la intimidad. Sólo así conocerás qué se esconde en las profundidades de tu corazón y podrás cuidar al enfermo con todo tu amor; porque éste no puede ser poseído, sino que se colma de sí mismo. Será entonces cuando podrás sentir cómo la sangre que brota de todas tus heridas fluye con alegría.

La vasija agrietada

Un cargador de agua sostenía sobre sus hombros dos grandes vasijas que colgaban a los extremos de un palo. Una de las vasijas tenía varias grietas, mientras que la otra era perfecta y conservaba toda el agua. Cuando llegaba al final del largo camino, la vasija rota sólo contenía la mitad de su contenido.

Durante dos años completos, esto sucedió diariamente. Desde luego, la vasija perfecta estaba muy orgullosa de sus logros, pero la vasija agrietada se sentía miserable y estaba muy avergonzada de su propia imperfección.

Después de estos dos años, la tinaja quebrada le habló al aguador.

—Estoy avergonzada y me quiero disculpar contigo, porque debido a mis grietas sólo puedo entregar la mitad de mi carga. Debido a mis grietas sólo tienes la mitad de lo que deberías.

—Cuando regresemos a casa, quiero que notes las hermosas flores que crecen a lo largo del camino —dijo el aguador compasivamente.

Así lo hizo la tinaja, pero de todos modos se sintió apenada, porque al final, sólo quedaba dentro de sí la mitad del agua que debía llevar.

—¿Te diste cuenta de que las flores sólo crecen en tu lado del camino? —dijo el aguador—. Siempre he sabido de tus grietas y quise sacar el lado positivo de ello. Sembré semillas de flores a lo largo del camino por donde vas y todos los días las has regado. Si no fueras exactamente como eres, con todos tus defectos, no hubiera sido posible crear esta belleza.

3.
Cultiva la risa

«La risa es el sol que ahuyenta
el invierno del rostro humano.»
VÍCTOR HUGO

La persona que cuida a un enfermo tiene que aprender a reír. La risa tiene un extraordinario efecto curativo y tiene que convertirse en uno de los principales víveres del barco en el que navegas. *Porque alimentarse de la risa te ayuda a ser más creativo y a afrontar los obstáculos de la enfermedad con mayor lucidez.* Además, rompe todas las barreras que te separan del enfermo creando lazos de complicidad. Y no es necesario que haya una excusa, una situación, o una causa concreta para reír. Todo lo contrario. Cualquier momento es una oportunidad excelente. Porque sacarle al cuidador su risa es sacarle su misma vida. Mira la vida a tu alrededor y trata de descubrir el lado humorístico de todas las cosas. Todo lo que sucede tiene un lado de humor.

Reírse es natural. La risa te enseña a desdramatizar los momentos más difíciles y te devuelve tu energía. Si cada vez que se presenta un problema, en lugar de elegir el sufrimiento ejercitas la risa, seguramente encontrarás mejores soluciones. La seriedad es un pecado. Porque un cuidador serio no puede reír y está siempre controlándose. Por eso es tan importante aprender a reírse de uno mismo. La gente se ríe de los demás, pero nunca se ríe de sí misma. Si aprendes a reírte de ti mismo, sin ningún motivo, soltando una buena carcajada, la seriedad y el pesimismo poco a poco irán desapareciendo. Y es que no puede concebirse a un ser más pobre que aquel que es incapaz de reírse de sí mismo. Así que no te pongas serio respecto a la enfermedad. Olvídate cada día un momento de todos tus problemas y deja que nazca la risa de tu vientre. Observa cómo vibra todo tu cuerpo y quiere revolcarse por el suelo. Porque el cuidador que esté lleno de risa se convertirá en una bendición para el enfermo. «Quítame el pan, si quieres, quítame el aire, pero no me quites tu risa» es un verso de un poema de Pablo Neruda que refleja la súplica que el enfermo realiza cada día al cuidador. Sólo tienes que tener afinados tus sentidos para oírlo. Que el fuerte oleaje del mar por donde navegas no te impida escucharlo.

El País de la Risa

El maestro estaba de un carácter comunicativo, y por eso sus discípulos trataron de que les hiciera saber las fases por las que había pasado en su búsqueda de la divinidad.

Primero, les dijo, Dios me condujo de la mano al País de la Acción, donde permanecí una serie de años.

Luego volvió y me condujo al País de la Aflicción, y allí viví hasta que mi corazón quedó purificado de toda afección desordenada.

Entonces fue cuando me vi en el País del Amor, cuyas ardientes llamas consumieron cuanto quedaba en mí de egoísmo.

Tras del cual, accedí al País del Silencio, donde se desvelaron ante mis asombrados ojos los misterios de la vida y de la muerte.

¿Y fue ésta la fase final de tu búsqueda? —le preguntaron.

No —respondió el maestro—. Un día dijo Dios: «Hoy voy a llevarte al santuario más escondido del templo, al corazón del propio Dios...». Y fui conducido al País de la Risa.

4.
Conoce tus límites

«Amarse a uno mismo es el comienzo
de una aventura que dura toda la vida.»
OSCAR WILDE

Conocer tus límites no solamente consiste en mirar de frente tus miedos o poner en una balanza tu ignorancia. Conocer tus límites es definir una nueva relación contigo mismo para vivir una vida más feliz. Esto es parte de una autoestima saludable. Y para ello, *no debes sentirte culpable a la hora de pedir ayuda a los demás.* Porque pedir ayuda no es un signo de debilidad, sino todo lo contrario. Delegar en familiares o amigos la tarea de cuidador, te permitirá, durante unas horas, atracar el barco en el que viajas como acompañante y salir del mismo para relacionarte y hablar de otras cosas, puesto que cuidar a una persona enferma no tiene que comportar olvidar tu vida y dejarla completamente de lado. Además, te permitirá no sufrir un desgaste prolongado que pueda afectar a la calidad de vida del enfermo y, por lo tanto, a la calidad de tu labor como cuidador.

Por otro lado, tienes que ser capaz de desprenderte de aquellos vestidos que ocultan tu belleza y degradan tu tarea como cuidador. *Aceptar la enfermedad y tus limitaciones es tener el valor de arriesgarte a exponer tu desnudez sin temor.* A cambio, sentirás el sol más con tu piel que con tu ropa, puesto que el soplo de la vida se halla en la luz que eres capaz de percibir de los demás. Y es que olvidarte de la ayuda que te pueden ofrecer los demás no tiene sentido. El «autosacrificio total» sólo puede conducirte a caer enfermo. Por eso, aceptar tus reacciones de agotamiento, acudir a grupos de ayuda mutua, aprender técnicas de relajación, comer sano, respetar los descansos, realizar ejercicio físico o delegar tareas a otras personas, te ayudará a brillar con más intensidad y a ser más eficaz en cada una de tus acciones. Pero, a veces, la ayuda que te pueden ofrecer tus familiares o amigos no es suficiente, y resulta necesario buscar otro tipo de soluciones vinculadas a servicios, instituciones o asociaciones. Los centros de día, los centros de noche o el servicio de ayuda a domicilio pueden facilitar mucho tu labor como cuidador garantizando que tu ser querido permanezca en su entorno habitual. Aunque, en ocasiones, todos estos recursos son insuficientes y tienes que recurrir a un servicio de atención integral.

Cuando la persona enferma ingresa en un centro residencial, ya sea de forma permanente o temporal, estás aceptando tanto un cambio en la calidad de vida del enfermo como en la tuya. Y la palabra «cambio» significa que algo no va a ser lo mismo. Se va a producir una alteración de lo antiguo a lo nuevo, dando lugar a algo diferente. Tal vez seas capaz de ignorar este cambio por un tiempo, o luchar contra ello, pero tarde o temprano tendrás que enfrentarte a la realidad. Y aceptar la realidad no es negarse a transformarla, sino que es la única forma de transformarla eficientemente. Así que lo mejor que puedes hacer es aceptar la posibilidad de un ingreso como un recurso más en el proceso de la enfermedad. Porque una vez que lo hayas aceptado podrás empezar a ver la situación más como una oportunidad de mejora que como un problema. Además, cuando una persona ingresa en un centro ingresa ella y de alguna manera también su familia; ya que, por el hecho de ingresar en una residencia, la persona no deja de ser miembro de su familia. Y es que el vínculo afectivo y emocional es imprescindible para el bienestar de cualquier persona. *Por ese motivo, todos tus cuidados no cesan con el ingreso de tu ser querido en un centro, simplemente cambia tu forma de cuidar.* Aunque la persona enferma esté ingresada en un centro, puedes colaborar participando en reuniones, colaborando de forma activa a través de comisiones de familiares o participando en los programas de atención del centro. En resumen, cuidar a una persona enferma significa ser fuerte ante las adversidades y buscar soluciones a cada uno de los obstáculos que puedan aparecer durante el transcurso de la enfermedad. Y un cambio puede ser difícil y agotador, puesto que nunca es sencillo romper con antiguos esquemas. Pero, muchas veces, es necesario y puede ser edificante en tu relación con el enfermo y en tu relación con la familia.

El cielo y el infierno

Nasrudín, en cierta ocasión, habló con su maestro sobre el cielo y el infierno.

—Maestro, ¿cuál es la diferencia entre el cielo y el infierno? —preguntó.

—Ven, te mostraré el infierno.

Entraron en un amplio comedor donde un grupo de personas se encontraba sentado alrededor de los mejores y más variados manjares existentes. Nasrudín observó detenidamente sus caras y notó que estaban enfermos. Observó que cada persona sostenía una cuchara que tocaba la mesa, pero cada cuchara tenía un mango mucho más largo que su propio brazo, de tal manera que no podía utilizarse para llevar la comida a sus bocas. El sufrimiento era terrible.

—Ven, ahora te mostraré el cielo —dijo el maestro.

Entraron en otro comedor idéntico al primero, con los mismos manjares, el mismo número de personas, las mismas cucharas con mango largo. Sin embargo, allí todos estaban felices y bien alimentados.

—No comprendo —dijo Nasrudín—. ¿Por qué están tan felices, si en el otro comedor se sienten miserables y todo es igual?

El maestro sonrió.

—Es sencillo —respondió—. Mientras que en el infierno cada uno quiere comer con su cuchara y no es capaz de compartir con los demás, en el cielo cada uno piensa primero en el otro alimentándolo con su propia cuchara. Aquí todos aprendieron a alimentarse mutuamente.

5.
Comete errores

«Si cerráis la puerta a todos los errores,
también la verdad se quedará fuera.»

TAGORE

No debes obsesionarte con intentar ser un cuidador perfecto, puesto que este camino sólo te puede conducir a una inagotable fuente de ansiedad. Todo lo contrario. Debes cesar de luchar contra ti mismo y tranquilizarte. Además, cuando se trata de una enfermedad terminal no puedes exigirte lo imposible, sino que tienes que intentar ser natural y estar tranquilo. Sé imperfecto. *El cuidador es un ser humano, tiene un tiempo, un espacio y ciertas limitaciones.* Tienes que aceptar esas limitaciones. Los cuidadores perfeccionistas son excesivamente exigentes, eliminan la posibilidad de delegar tareas a otras personas, no admiten fallos y errores, y son capaces de pasar por encima de actividades de descanso, ocio y relaciones familiares. No pretendas ser como uno de ellos. Estas personas están siempre a un paso de la locura. Son obsesivos; hagan lo que hagan no es lo suficientemente bueno.

Además, desconocen que no existe la manera de hacer algo perfecto; la perfección no es humanamente posible.

Cuidar se cuida, equivocándose. Los errores son algo natural. Todos nos equivocamos, incluso aquellos que dicen llamarse expertos. Deja que los errores formen parte del proceso de tu aprendizaje y excusa a la persona enferma de todo lo que te sucede. *Porque si cada vez que te equivocas señalas al enfermo como el principal culpable, nunca serás capaz de conocer la raíz de tus problemas y superarlos.* Tienes que estar listo para perderte y equivocarte en muchas ocasiones. Al perderte muchas veces, aprenderás a no perderte. Además, cuando cuidas a una persona enferma no es una tragedia equivocarse, puesto que la calidad humana del cuidador no está en no fallar, sino en reponerse de esos mismos errores. Las dificultades de la enfermedad te brindarán una excelente oportunidad de superarte, de dar lo mejor de ti mismo. Porque es así, en medio de un entorno en el que no todo te viene dado, como irás curtiendo el carácter, como irás adquiriendo la fuerza y como irás ganando en autenticidad. Recuerda que triunfar es tener la valentía de experimentar el fracaso.

Por otro lado, los cuidadores que consiguen ganar la batalla a la enfermedad no es porque no fracasen nunca o lo hagan muy pocas veces, sino porque han aprendido a superar esos pequeños y constantes obstáculos que han ido apareciendo. Por el contrario, los que fracasan son aquellos que, lejos de ser constantes, con cada pequeña grieta, en vez de sacar experiencia, se han ido hundiendo un poco más. Aprende, por lo tanto, a reparar el barco tantas veces como haga falta. Porque si no lo haces todos los camarotes se irán inundando de agua hasta que llegue un momento en que los daños serán irreparables. Cada frustración, cada descalabro, cada desilusión, te sumergirá un poco más alejándote cada vez más de la verdad. Por eso, no permitas que este viaje junto a tu ser querido se convierta en una dolorosa tortura. Deja de castigarte y afronta tus errores con valentía. *Porque una persona que se está torturando no puede amarse y tampoco puede amar a los demás.* Si eres duro y perfeccionista contigo mismo, inevitablemente también serás duro con el enfermo. Además, tus exigencias acabarán resultando siempre imposibles.

Los expertos

Un hombre a quien se consideraba muerto fue llevado por sus amigos para ser enterrado. Cuando el féretro estaba a punto de ser introducido en la tumba, el hombre revivió de repente y comenzó a golpear la tapa del féretro. Abrieron la caja y el hombre se incorporó.

—¿Qué estáis haciendo? —dijo a los sorprendidos asistentes—. Estoy vivo. No he muerto.

Sus palabras fueron acogidas con un asombroso silencio. Al fin, uno de los deudos acertó a hablar:

—Amigo, tanto los médicos como los sacerdotes han certificado que habías muerto. ¿Y cómo van a equivocarse los expertos?

Así, pues, volvieron a atornillar la tapa del féretro y lo enterraron debidamente.

6.
El valor de lo divino

Durante muchos años has permanecido junto a tu ser querido y ahora, cuando las alas de la muerte parecen disipar vuestros días, debéis seguir juntos. Pero no permitáis que la enfermedad convierta el amor que os une en una prisión, sino procurad crear espacios en vuestra unión en el que los vientos puedan bailar. El amor tiene que fluir con libertad entre los dos, sirviéndoos el uno del otro, pero sin beber de la misma copa. Pues las columnas de un templo están siempre juntas pero separadas. Y vuestro amor, durante el tiempo que dure esta última travesía, tiene que ser como un templo en el que podáis erguiros juntos, pero sin la necesidad de crecer uno a la sombra del otro. *Porque cuidar a una persona enferma no significa menguar sus capacidades cuando ésta todavía se encuentra en disposición de poder hacer cosas y sentirse útil.* Deja que, mientras su autonomía se lo permita, siga desplegando sus alas y no intentes convertirle en un producto más de tu posesión, aunque viváis juntos.

El amor es la ausencia de posesión. Puedes ofrecer a la persona enferma todo tu amor, pero no tus pensamientos; porque él tiene los suyos propios. En caso contrario, estarías cerrando todas las puertas y convirtiendo vuestra relación en una exigencia. Depende sólo de ti proteger y regar ese amor cada día, pero sin ningún tipo de expectativas. *Tienes que ser paciente y no esperar del enfermo más de lo que la enfermedad le puede dar, sintiendo con gratitud todos los frutos que vayan apareciendo en tu camino.* Por eso, no debes pedir al enfermo que sea de una forma determinada, que se comporte de cierta manera o que actúe de cierta forma. Tampoco debes esperar ni exigir nada de él, sino amarlo tal y como es, como un ser único y extraordinario, y compartir vuestro amor no como una consecuencia de la enfermedad, sino como un regalo de la naturaleza. Porque cuando el amor se comparte se convierte en una flor de valiosa fragancia que sobrepasa lo humano y se transforma en algo divino. Junta entonces el valor necesario y ves a buscar esa hermosa flor que sólo crece al borde de los precipicios. El camino será tu recompensa.

El halcón

Un rey recibió como obsequio dos pequeños halcones y los entregó al maestro de cetrería para que los entrenase. Al cabo de unos meses, el rey pidió un informe acerca del entrenamiento de las valiosas aves. El cetrero le informó de que uno de los halcones respondía perfectamente al entrenamiento, pero que el otro no se había movido de la rama donde lo dejó desde su llegada. El rey decidió encargar la misión a miembros de la corte, pero nada sucedió.

En un acto de desesperación, el rey decidió comunicar a su pueblo que ofrecía una jugosa recompensa a la persona que hiciera volar al halcón. A la mañana siguiente, vio al halcón volando ágilmente frente a las ventanas de su palacio. El rey pidió a su corte que le trajeran al autor de ese milagro. Su corte rápidamente le presentó a un campesino. El rey le preguntó:

—¿Tú hiciste volar al halcón? ¿Cómo lo hiciste? ¿Eres mago?

Intimidado, el campesino le dijo al rey:

—No fue magia ni ciencia, mi señor, sólo corté la rama y el halcón voló. Se dio cuenta de que tenía alas y empezó a volar.

7.
Los mapas

«La vida es lo que ocurre
mientras estamos ocupados
haciendo otros planes.»
JOHN LENNON

Cuando hablas de una enfermedad progresiva no puedes hablar de mapas fijos e inamovibles, puesto que cuando consigas que el mapa de actuación esté listo ya estará anticuado. Simplemente, no puede existir una planificación cerrada en torno a los cuidados del enfermo, porque la vida, y por lo tanto el transcurso de la enfermedad, va cambiando. *Todos tus planes tienen que estar abiertos a diferentes cambios.* Sólo el cambio es permanente, y lo único que no cambia es el cambio. El resto siempre lo hace. Por eso, tienes que tener un mapa tan dinámico y escurridizo como es la misma enfermedad. Porque muchas enfermedades, a pesar de todos los esfuerzos de la ciencia, nunca están estancadas, y cuando piensas que ya has controlado su juego se desplazan con astucia para empezar a jugar a otro juego.

Además, debes saber que cuanto más cerca te encuentres del final de la travesía, y la situación del enfermo vaya empeorando, mayores serán las complicaciones que se te presentarán. Pero no por ello vas a esconder los dados y renunciar a jugar las diferentes partidas. Como cuidador, tienes la responsabilidad de modificar tantas veces como haga falta tu mapa para poder afrontar cada juego con garantías. Y es que cada vez que modificas el mapa y, por consiguiente, tus acciones respecto a los cuidados del enfermo, estás demostrando que aceptas la enfermedad en su totalidad. Y aceptar la enfermedad no solamente significa no rendirse ante los diferentes obstáculos, sino también significa ser realista. En resumen, *aceptar la enfermedad te permitirá crear en cada momento un mapa de actuación adecuado respecto al futuro del enfermo y de la propia familia.* Improvisar, sin ningún tipo de información, sólo te puede conducir a un estado de estrés y descontrol. Por eso, es necesario que tengas una detallada información de los diferentes estadios de la enfermedad. Porque lanzarte como acompañante a la inmensidad del océano sin una hoja de ruta adecuada sería condenarse a un naufragio seguro. Cuanta de más información dispongas, mejor podrás anticiparte después a las situaciones, utilizando los recursos oportunos con mayor eficacia.

El barco vacío

En un puerto del Mar de China había numerosos barcos a punto de embarcar; todos cargados de joyas, de sedas y de otras muchas mercancías valiosas. Los mercaderes que los habían fletado tenían la orden de llevarse todos estos tesoros a su país natal.

Poco antes de su partida, se les anunció que se preparaba una tempestad en alta mar y que sus barcos, cargados en exceso, no podrían resistirla. Pero los mercaderes ya tenían su ruta planificada y haciendo caso omiso de esta advertencia decidieron partir sin más tardanza. Sólo uno de ellos decidió modificar sus planes. Descargó su carga y se hizo al mar vacío.

Más tarde, cuando se desencadenó la tempestad con una violencia extrema, los barcos demasiado cargados se hundieron. Únicamente el barco vacío permaneció a flote.

8.
Sé solidario

«El mayor espectáculo es un hombre
luchando contra la adversidad;
pero hay otro aún más grande:
ver a otro hombre lanzarse en su ayuda.»

OLIVER GOLDSMITH

Solidaridad significa mostrar apoyo hacia las inquietudes y los problemas de los otros. Es aceptar a la otra persona, ayudándola, dándole energía y entregándole todo tu amor. Por eso, sólo puedes ser solidario cuando amas a la otra persona tal y como es, sin intentar cambiarla, no según tu criterio sino según su propia realidad. Y para conseguirlo, tienes que ayudar simplemente por el éxtasis que te produce el hecho de dar. Ayudar se tiene que convertir en una alegría y no en una interferencia. Porque el gesto de dar no te va a restar nada, sino todo lo contrario, va a multiplicar tus experiencias. Durante el transcurso del viaje, aprenderás que incluso cuando aparentemente no tengas nada para dar siempre podrás encontrar algo. Es una cuestión de actitud. Si no puedes dar nada al enfermo para frenar su dolor, al menos podrás sonreír, sentarte a su lado o cogerle la mano. Y es que *cuando das sin pensar en recibir nada a cambio siempre recibes mil veces más.* En cambio, si tus expectativas te conducen a querer recibir demasiado, no sólo no vas a recibir nada, sino que al final sólo vas a conseguir desilusionarte.

El amor sin solidaridad es como utilizar un ancla que te impide seguir avanzando en la relación con el otro. Por eso, para tener un corazón solidario primero debes cultivar sentimientos de empatía hacia la persona enferma. *La empatía es la capacidad del cuidador para responder afectivamente a las necesidades físicas y emocionales del enfermo.* Por lo tanto, un cuidador empático es una persona habilidosa para leer las situaciones mientras tienen lugar. Comprender los motivos de enojo, alegría o desánimo de tu ser querido te facilitará actuar siempre de un modo consecuente frente a la enfermedad, teniendo siempre a mano una respuesta adecuada para la ocasión. Pero en la empatía, como en la mayoría de las habilidades, no basta solamente con entender al enfermo; tienes que demostrarlo. Tienes que ser capaz de prestar atención a sus mensajes y sus gestos, hacerle saber de manera afectiva que entiendes su actitud y conceder especial interés a sus respuestas sin evaluarle ni descalificarle, sino comprendiéndolo y poniéndote en su lugar. En definitiva, la empatía es algo así como tu radar, el cual te permitirá navegar con acierto en el propio mar de tu relación con el enfermo. Si no le prestas atención, equivocarás el rumbo y difícilmente llegarás a buen puerto.

Las estrellas de mar

Un anciano que vivía cerca del mar, se encontró un amanecer la playa cubierta de estrellas de mar. Todas ellas habían sido varadas en la orilla por una terrible tormenta, y morirían calcinadas a la salida del sol. El anciano se puso a recoger las estrellas una a una para devolverlas al agua. Un pescador, sorprendido por el espectáculo, le preguntó:

—¿Crees que vas a poder arrojar todas esas estrellas de regreso al océano? Ya he visto suceder eso antes. Tu esfuerzo no tiene sentido.

El anciano, casi sin detenerse, señaló con la mirada a la estrella de mar que llevaba en la mano y contestó:

—Para ésta sí tiene sentido.

Y prosiguió con su trabajo.

9.
Ten una actitud positiva

«Todo aquello que una persona
es capaz de imaginar, otras lo hacen realidad.»
JULIO VERNE

La vida es el conjunto de cosas que te pasan. Y tu actitud es completamente distinta cuando decides buscar el lado positivo de las cosas que cuando te dejas llevar por la tendencia de ver sólo lo negativo. *Una actitud positiva te ayuda a confiar más en los demás, a correr riesgos y a no detenerte frente a las dificultades.* Además, te ayuda a tener una visión mucho más optimista de la enfermedad. Pero sólo depende de ti saber buscar oportunidades en los pequeños detalles cotidianos de tus cuidados. Y es que las cosas excepcionales sólo suceden cuando eres capaz de observar lo extraordinario a través de las cosas ordinarias, como comer con el enfermo, tomar un baño, conversar amistosamente o caminar juntos. Por lo tanto, deja de fijarte en las capacidades que ha perdido el enfermo y empieza a fijarte más en lo que todavía puede hacer. De esta forma, afrontarás tus tareas con más ánimo y energía.

La actitud positiva es una decisión personal. Es tu propia elección. Y para ello, *debes dejar todo lo negativo en el pasado*. Es absurdo seguir acarreando con esa carga que solamente consigue entorpecer tu camino. Céntrate mejor en superar las metas propuestas. Y para ello, fortalece tu visión acerca de cómo luchar contra la enfermedad y trabaja una estrategia para convertirla en realidad. Porque aceptar lo que no puedes cambiar no significa conformismo, sino que es una actitud que implica planificar y reflexionar para mejorar. Te darás cuenta de que si tienes claridad en tu mente, tus problemas poco a poco se disolverán. Y es que la actitud que tomas frente a los problemas es la que determina la dimensión e importancia de los mismos. Recuerda que la diferencia entre los cuidadores pesimistas y los optimistas es que los primeros interpretan los acontecimientos negativos como algo personal, mientras que los optimistas ven los problemas como acontecimientos externos a su persona y trabajan diariamente para controlarlos y transformarlos.

El cruce del río

Dos monjes caminaban por el bosque de regreso al monasterio. Cuando llegaron al río una mujer lloraba de cuclillas cerca de la orilla. Era joven y hermosa.

—¿Qué te sucede? —preguntó el más anciano.

—Mi madre está enferma. Ella está sola en su casa, del otro lado del río, y yo no puedo cruzar.

El monje más anciano la subió sobre sus hombros y la llevó hasta la otra orilla. El otro monje estaba furioso. No dijo nada pero hervía por dentro. Un monje no debía tocar a una mujer, y este monje no sólo la había tocado, sino que la había llevado sobre sus hombros.

Recorrieron varias leguas. Cuando llegaron al monasterio, mientras entraban, el monje que estaba enojado se volvió hacia el otro y le dijo:

—Tendré que decírselo al maestro. Tendré que informar acerca de esto. Está prohibido.

—¿De qué estás hablando? ¿Qué está prohibido? —le dijo el otro.

—¿Te has olvidado? Llevaste a esta hermosa mujer sobre tus hombros —dijo el que estaba enojado.

El otro monje se rió y luego dijo:

—Sí, yo la llevé. Pero la dejé en el río, muchas leguas atrás. Tú todavía la estás cargando.

10.
Aprende de las emociones

«Ser actor en el palco de la vida
no significa no fallar o no llorar.
Significa rehacer caminos, reconocer errores
y aprender a controlar nuestros pensamientos y emociones.»

AUGUSTO CURY

A lo largo del viaje serán numerosas las tormentas que descargarán con fuerza sobre el pecho del cuidador. Será entonces cuando florecerán las emociones amenazando con despedazar su propia alma. Y es que sufrir un descontrol emocional no solamente puede sembrar constantes dudas en quien lo padece, sino que puede conducir a una extraña locura. El cuidador que todavía no sabe nada de sus emociones, el que está dando tumbos en la oscuridad, aquel cuya sonrisa sólo es una sonrisa pintada en los labios, no puede ayudar a la otra persona. Aun con las mejores intenciones, esto no es posible. Por eso, sólo si eres capaz de comprender tus sentimientos, tales como la tristeza, la culpa, la preocupación o la ansiedad, podrás transformarlos y adecuarlos a las circunstancias de cada momento. Y para ello, debes escuchar cómo brotan en tu interior y aprender en silencio de sus grandes lecciones. Entonces, cuando seas capaz de mirarlos fijamente, sólo observándolos, sin juzgarlos, sin decir si está bien o está mal, empezarán a empequeñecerse. *Porque las emociones no pueden ser permanentes, sino que continuamente se mueven y cambian de un estado a otro.* Sólo te lastiman cuando no eres capaz de penetrar en ellas y comprenderlas.

Los sentimientos son estados naturales. Y es posible que durante los diferentes estadios de la enfermedad aparezcan sentimientos tanto positivos como negativos hacia la persona que cuidas y hacia ti mismo. Pero, a pesar de lo que puedas sentir en cada momento, cuidar a una persona enferma puede ser muy satisfactorio. Y es que cuando estás cuidando a otro supone luchar por alguien a quien se quiere, superando situaciones difíciles a base de fuerza, constancia y dedicación. Y son todas estas experiencias las que te pueden llevar a descubrir cualidades de ti mismo que hasta ese momento desconocías. Por ese motivo, resulta fundamental saber controlar tus emociones y ser capaz de expresar tus sentimientos positivos. Porque el cariño que sientes hacia el enfermo puede no expresarse por muchas razones. En ocasiones, esos sentimientos positivos quedan arrinconados a consecuencia de las preocupaciones y las tareas diarias, que no te dejan tiempo para manifestar el afecto que sientes por el otro. También hay personas a las que les cuesta más expresar sus sentimientos. Sin embargo, *es muy importante que en-*

cuentres la confianza para hablar sobre lo que sientes. Aprender a beber con sabiduría de las emociones será lo que te permitirá coger el timón con fuerza y dirigir el rumbo de la nave con seguridad.

El viejo samurái

En una antigua aldea de Japón, un viejo samurái, ya retirado, se dedicaba a enseñar el arte de la meditación a sus jóvenes alumnos. A pesar de su avanzada edad, corría la leyenda de que todavía era capaz de derrotar a cualquier adversario. Cierto día, apareció por allí un guerrero con fama de ser el mejor en su género. Era conocido por su total falta de escrúpulos y por ser un especialista en la técnica de la provocación.

Este guerrero siempre esperaba que sus adversarios hicieran el primer movimiento y después, con una inteligencia privilegiada para captar los errores del contrario, atacaba con una velocidad fulminante. Nunca había perdido un combate.

El viejo samurái aceptó el reto y se vieron en la plaza pública con todos los alumnos y gentes del lugar. El joven empezó a insultar al viejo maestro. Le escupió, tiró piedras en su dirección y le ofendió con todo tipo de desprecios. Durante varias horas hizo todo para provocarlo, pero el viejo maestro permaneció impasible. Al final de la tarde, exhausto y humillado, el joven guerrero se retiró.

Los discípulos corrieron hacia su maestro y le preguntaron cómo había soportado tanta indignidad sin sacar su espada.

—Si alguien te hace un regalo y tú no lo aceptas, ¿a quién pertenece ese regalo? —preguntó el maestro.

—A quien intentó entregarlo —respondió un discípulo.

—Pues lo mismo vale para la rabia, la ira, los insultos y la envidia —dijo el maestro—; cuando no son aceptados continúan perteneciendo a quien los cargaba consigo.

11.
Vuelve a ser un niño

«La madurez del hombre
es haber vuelto a encontrar la seriedad
con la que jugaba cuando era niño.»
FRIEDRICH NIETZSCHE

La capacidad de jugar es uno de los aspectos más reprimidos del cuidador. Toda la sociedad se opone a esa capacidad porque un cuidador juguetón nunca es serio, y todo el mundo teme a una persona que no es seria. El cuidador serio es ensalzado por la opinión pública, mientras que el cuidador juguetón, indiferentemente de que sus juegos puedan ser inocuos, siempre es censurado. Pero nadie tiene muerto a su niño interior. Sólo está durmiendo y tienes que despertarlo. *Y para ello, tienes que deshacerte primero de todos aquellos conocimientos antiguos que ya no te sirven.* Entonces, dejarás espacio a lo nuevo y el niño que llevas dentro podrá salir. Porque si reprimes a ese niño no sólo estarás cerrando las puertas a la innovación y la creatividad, sino que también estarás reprimiendo a tu ser querido. No permitirás que el enfermo cante, grite o salte. Por razones vulgares, quizás por miedo a que pueda romper algo o pueda ensuciarse la ropa, ahogarás todas sus capacidades haciéndole sentir un inútil.

El cuidador serio desea controlar a la persona enferma y tiene miedo de «perder el control». Este miedo, implantado por los demás, impide que su naturaleza se manifieste. Cuando esto sucede, te das cuenta de que lentamente empiezas a cargar con tu niño sin vida y eres incapaz de reír, jugar o disfrutar con los detalles de los cuidados. Te vuelves tan serio que las velas del barco, en vez de expandirse, empiezan a encogerse. Por eso, todo lo que hagas debe surgir de tu alegría y capacidad de juego. Sólo así conseguirás esquivar astutamente todas las barreras que se vayan levantando en tu camino. *Y es que cuidar a una persona enferma no te prohíbe bailar como un loco, reír como un loco o correr como un loco.* Si tú disfrutas con ello, si esto te nutre, entonces no importa, aunque se convierta en un problema para el resto del mundo. Vive cada momento de los cuidados de forma total e intensa, jugando y disfrutando, y descubrirás que tu amor y relación con el enfermo serán más profundos.

La taza de té

Según una vieja leyenda, un famoso guerrero fue de visita a casa de un maestro zen. Al llegar, se presenta al maestro contándole de todos los títulos y aprendizajes que ha obtenido en años de sacrificados y largos estudios. Después de tan prudente presentación, le explica que ha venido a verle para que le enseñe los secretos del conocimiento zen.

El maestro le invita a sentarse y le ofrece una taza de té. Aparentemente distraído, sin dar muestras de mayor preocupación, el maestro vierte té en la taza del guerrero, y continúa virtiendo té aun después de que la taza esté llena.

Extrañado, el guerrero le advierte al maestro de que la taza ya está llena, y que el té se escurre por la mesa.

El maestro le responde con tranquilidad:

—Exactamente. Tú ya vienes con la taza llena, ¿cómo podrías aprender algo?

Ante la expresión incrédula del guerrero, el maestro enfatizó:

—A menos que tu taza esté vacía, no podrás aprender nada.

12.
La despedida

«Vencer el miedo
es el principio de la sabiduría.»
BERTRAND RUSSELL

Durante largo tiempo has estado cruzando mares junto al enfermo, luchando contra fuertes mareas y tormentas. Has podido conocer el proceso de la enfermedad y cada una de sus etapas en profundidad. A menudo, has estado desnudo, pero, a medida que has ido aprendiendo a superar los obstáculos, has llevado vestiduras dignas de un rey. Además, un cúmulo de múltiples sentimientos te han acompañado desde el inicio. Y ciertamente ha sido un viaje a tierras bastante lejanas; pero ahora tienes que separarte de tu ser querido. Todas las pérdidas son importantes. Y no es sencillo decir un adiós definitivo a una persona que has amado y con la que has compartido momentos importantes en tu vida. Pero debes aceptar lo que no puedes cambiar. *La muerte no es enemiga de los seres humanos, es un evento natural, equivalente al nacimiento*. Siente y vive el duelo sin miedo. Todas las heridas abiertas necesitan un tiempo para cicatrizarse.

Después tendrás que volver. Y no puedes permitir que, a partir de ese momento, las lágrimas y la tristeza sigan tiñendo tu camino de vuelta. Todo lo contrario. Tu voz tendrá que ser un canto a la vida. Porque, aunque físicamente esa persona ya no se encuentre, una parte suya permanecerá contigo hasta la eternidad. Además, este viaje te ha servido para profundizar dentro de ti y conocer aspectos tuyos que antes desconocías. Y al conocerte a ti mismo has aprendido a conocer y valorar a los demás. Ahora eres maduro y dueño de tus emociones. Eres una persona completamente diferente, con una voz nueva. Vuelve por tu camino cantando, sin escuchar la voz del crítico. Mézclate con la brisa y escucha el sonido de las olas del mar como si estuvieras escuchando una hermosa sinfonía.

A tu vuelta encontrarás a otros barcos que están trazando la misma ruta que tú trazaste. Sí, encontrarás a todos estos y a otros. Encontrarás al cuidador aturdido que no encuentra tiempo para sí mismo, y al que el desconcierto y el descontrol le han sumergido en una grave depresión. También encontrarás a los cuidadores que recientemente acaban de empezar la travesía y que se sienten completamente desorientados y perdidos. A todos ellos dale tu visión, tus experiencias, un bastón donde apoyarse, pues no todos se atreverán a extender la mano pidiendo ayuda. Muéstrales con valentía tu cicatriz para poder creer más en ellos y conocerles mejor. Entonces podrás enseñarles que todo aquello que ahora parece más frágil y confuso en ellos es en realidad lo más fuerte y determinado. Porque las nubes que ahora ciegan sus ojos un día se dispersarán. Y no lamentarán, entonces, haber conocido la ceguera. Porque ese día conocerán el significado escondido de todas las cosas. *Y podrán decir con gran satisfacción y orgullo que ellos son o han sido cuidadores.*

Los tres santos reidores

En un lugar de la India había tres místicos hindúes conocidos como «Los tres santos reidores». Solían ir de un pueblo a otro, pararse en el mercado y largarse una buena carcajada visceral.

Viajaban por todos los lugares sólo ayudando a que la gente se riera. Gente triste, gente enojada, gente codiciosa, gente celosa... todos comenzaban a reír con ellos.

Sucedió entonces que falleció uno de los tres. Los pobladores dijeron:

—Ahora tendrán problemas. Su amigo ha muerto y deben velarlo con llantos.

Pero los dos místicos estaban bailando, riendo y celebrando la muerte de su amigo.

—Esto es demasiado —comentó la gente del pueblo—. Éstos no son modales. Cuando muere un hombre es profano reír y bailar.

—No saben lo que ha sucedido —dijeron los dos místicos—. Nosotros habíamos hecho una apuesta acerca de quién de los tres moriría primero. Este hombre ha ganado, estamos derrotados.

—Nos reímos con él toda la vida —comentaron a continuación—. ¿Cómo podríamos despedirlo de otra manera? Debemos reír, debemos disfrutar, debemos celebrar. Ésta es la única despedida posible para un hombre que ha reído toda su vida. Porque si no reímos, él, desde donde se encuentre, se estará riendo de nosotros y pensará: «¡Tontos! ¿De modo que de nuevo han caído en la trampa?». Además, no pensamos que esté muerto. ¿Cómo puede morir la risa? ¿Cómo puede morir la vida?

El cuerpo debía ser incinerado.

—Lo bañaremos como lo prescribe el ritual —dijo la gente del pueblo.

—No, nuestro amigo dijo que no hiciéramos ningún ritual y no cambiáramos su ropa ni lo bañáramos —contestaron los dos místicos—. Sólo quería que lo pusiéramos como está en la pira crematoria; por lo tanto, tenemos que seguir sus instrucciones.

Y entonces, de repente, sucedió algo muy importante. Cuando el cuerpo fue colocado sobre la pira, ese anciano hizo su último truco. Había escondido muchos fuegos de artificio debajo de sus ropas y repentinamente todo se iluminó de fuegos artificiales. Entonces el pueblo entero comenzó a bailar.

Aprendí que... |

Si te detuvieras a buscar una frase que tuviera el gusto del pensamiento profundo, libre y, por qué no, también poético, la tendrías que buscar en los verdaderos héroes de este libro: los cuidadores. Ellos, indiferentemente de la edad, con sus experiencias cotidianas, tienen las palabras apropiadas para un discurso significativo y, por fuerza, transcendente. Y es que oscilando entre la desesperación y la fe, sus palabras son verdades tan redondas y contundentes como una gota de agua mojando nuestro rostro en una tarde de lluvia.

«Aprendí que...» es un sencillo ejercicio de reflexión y autoanálisis que incluye, con excelente sentido del humor y sabiduría, docenas de frases de cuidadores que desean compartir contigo todo lo que han aprendido.

Aprendí que...

Aprendí que cada logro durante el transcurso
de la enfermedad alguna vez fue considerado imposible.
TERESA, 47 años

* * *

La brújula del cuidador

Aprendí que la mente y el corazón del cuidador
pueden permanecer jóvenes, aunque su cuerpo
llegue un momento que no pueda.

ALFONSO, 72 años

* * *

Aprendí que nada de valor
se obtiene sin esfuerzo.

ROSA, 54 años

* * *

Aprendí que no debemos compararnos
con lo mejor que puedan hacer otros cuidadores,
sino con lo mejor que podamos hacer nosotros.

FRANCISCO, 68 años

* * *

Aprendí que la vida nos desafía con el hecho
de que todo puede hacerse mejor.

ALEJANDRA, 43 años

* * *

Aprendí que cuando paso un fin de semana sin ver a la persona
enferma, paso la mayor parte del tiempo hablando sobre ella.

CELIA, 31 años

* * *

Aprendí que cuanto más creativos seamos en los cuidados
del enfermo, nos percataremos de más cosas.

MARÍA, 51 años

* * *

Aprendí que...

Aprendí que el grado de confianza de un cuidador
en sí mismo determina su éxito en gran parte.
ALFREDO, 46 años

* * *

Aprendí que el gran desafío es decidir lo que es importante
y hacer caso omiso a todo lo demás.
INÉS, 54 años

* * *

Aprendí que después de una dura jornada de cuidados
recostarme sobre la hierba verde de mi jardín
me hace sentir muy bien.
EVA, 38 años

* * *

Aprendí que incluso la tarea más sencilla cuando cuidas
a un enfermo puede ser significativa,
si la llevo a cabo con el espíritu adecuado.
PEDRO, 72 años

* * *

Aprendí que cuando cuidas a una persona enferma
el entusiasmo se contagia, no se aprende.
SILVIA, 43 años

* * *

Aprendí que me entristece ser el último
que eligen para cuidar a mi abuelo.
MARCOS, 11 años

* * *

La brújula del cuidador

Aprendí que debemos tratar a la persona enferma
con respeto y exigir respeto a cambio.
IRENE, 44 años

*   *   *

Aprendí que cuando me siento molesto
con la persona enferma, no necesito ser una molestia.
SANTIAGO, 82 años

*   *   *

Aprendí que en cada encuentro
con el enfermo cara a cara, sin importar
lo breve que sea, dejamos algo atrás.
FÁTIMA, 39 años

*   *   *

Aprendí que el éxito de los cuidadores
con frecuencia es más el resultado del trabajo
arduo que del talento.
JORGE, 61 años

*   *   *

Aprendí que uno de los olores más dulces que conozco
es el del rostro limpio y afeitado
de mi marido por la mañana.
CARMEN, 67 años

*   *   *

Aprendí que es difícil discutir con el enfermo.
JESÚS, 17 años

*   *   *

Aprendí que...

Aprendí que la mayoría de las personas
que cuidan a un enfermo son honestas.
ANDRÉS, 84 años

*   *   *

Aprendí que, sin importar si eres la persona que cuida
o la que está enferma, todos necesitamos
la misma cantidad de amor.
MARÍA, 34 años

*   *   *

Aprendí que los cuidadores generosos
rara vez tienen problemas emocionales y mentales.
JUAN, 55 años

*   *   *

Aprendí que la compañía silenciosa al lado del enfermo
con frecuencia ayuda más que otros cuidados.
JOSEFA, 63 años

*   *   *

Aprendí que no puedo esperar que otros cuidadores
resuelvan mis problemas.
PATRICIA, 42 años

*   *   *

Aprendí que nunca debemos subestimar
el potencial y la fuerza de espíritu
del enfermo.
AGUSTÍN, 84 años

*   *   *

La brújula del cuidador

Aprendí que si la persona enferma te importa, se nota.

LUCÍA, 28 años

* * *

Aprendí que en mi tiempo libre comer chocolate
no resolverá mis problemas, pero tampoco los empeorará.

CECILIA, 42 años

* * *

Aprendí que no podemos esperar una sonrisa
del enfermo si antes no le regalamos la nuestra.

BEATRIZ, 48 años

* * *

Aprendí que mi abuela siempre se alegra al verme.

ANDREA, 9 años

* * *

Aprendí que la autocompasión es una pérdida de tiempo.

LEONOR, 81 años

* * *

Aprendí que sin importar cómo sea tu relación
con un familiar enfermo, le extrañas mucho cuando fallece.

ALBERTO, 55 años

* * *

Aprendí que si buscamos lo peor en la persona enferma,
lo encontraremos. Sin embargo, si buscamos lo mejor,
es eso lo que encontraremos.

ISABEL, 68 años

* * *

Aprendí que…

Aprendí que es mejor no abandonar
el esfuerzo a la hora en que estás a punto de desistir.
JULIÁN, 36 años

*   *   *

Aprendí que el amor y escuchar
son los mejores regalos que le puedes dar al enfermo.
SANDRA, 22 años

*   *   *

Aprendí que es mucho más fácil
reaccionar que pensar.
JORGE, 55 años

*   *   *

Aprendí que cuando la persona enferma
está de mal humor, es mejor estar de acuerdo
con todo lo que dice o las cosas
se volverán difíciles.
DAVID, 15 años

*   *   *

Aprendí que en ocasiones la vida nos da
una segunda oportunidad.
CORAL, 63 años

*   *   *

Aprendí que cuando estamos enfadados
nuestros cuidados no son los mismos.
ÁNGELA, 53 años

*   *   *

La brújula del cuidador

Aprendí que el peor dolor
es mirar que alguien más sufre.

CARLOS, 46 años

* * *

Aprendí que es mejor ser decidido,
incluso si esto significa que en ocasiones cometas un error.

VÍCTOR, 41 años

* * *

Aprendí que cuando el enfermo se siente seguro,
querido y amado, eres un buen cuidador.

LETICIA, 39 años

* * *

Aprendí que nada tranquiliza más al enfermo
que el sol cálido sobre su rostro.

MIRIAM, 27 años

* * *

Aprendí que la persona enferma me ama mucho,
pero que no sabe cómo demostrarlo.

DOLORES, 71 años

* * *

Aprendí que la postura de una persona que cuida
dice mucho de la confianza en sí misma.

SOFÍA, 59 años

* * *

Aprendí que...

Aprendí que todos los enfermos
son atractivos cuando sonríen.

ERNESTO, 47 años

* * *

Aprendí que es imposible cuidar
sin aprender algo.

ELOY, 24 años

* * *

Aprendí que cepillar el cabello de mi abuela
es uno de los placeres más grandes de la vida.

SARA, 13 años

* * *

Aprendí que siempre debemos despedirnos
de las personas enfermas con palabras amorosas.
Podría ser la última vez que las veamos.

JULIO, 60 años

* * *

Aprendí que incluso un médico
con el mejor entrenamiento y las mejores intenciones
puede equivocarse en un diagnóstico.

ROSA, 58 años

* * *

Aprendí que hay que luchar
por las personas que queremos.

EDUARDO, 74 años

* * *

La brújula del cuidador

Aprendí que las personas enfermas
tienen derecho a tener su intimidad.
MARISOL, 52 años

* * *

Aprendí que cualquier cuidado se vuelve creativo
cuando tratamos de llevarlo a cabo mejor que antes.
VICENTE, 44 años

* * *

Aprendí que por más que abracemos
a la persona enferma, nunca será demasiado.
LUZ, 83 años

* * *

Aprendí que la mejor y más rápida manera de comprender
a los cuidadores es tratar de hacer su trabajo.
RAQUEL, 51 años

* * *

Aprendí que mientras mayor sea
mi sentimiento de culpa, mayor será
mi necesidad de culpar al enfermo.
VALERIA, 38 años

* * *

Aprendí que es imprescindible
tomar unas vacaciones de diez días.
JULIA, 44 años

* * *

Aprendí que...

Aprendí que siempre me puedo comunicar
con la persona enferma con una simple sonrisa.
AÍDA, 29 años

* * *

Aprendí que soy feliz cuando soy amable con el enfermo.
HUGO, 19 años

* * *

Aprendí que cuando llegan tiempos malos,
podemos permitir que nos amarguen
o podemos utilizarlos para mejorar.
FÉLIX, 73 años

* * *

Aprendí que no hay nada que no podamos aprender
sobre la enfermedad leyendo.
ARTURO, 67 años

* * *

Aprendí que en el cuidado de una persona enferma
las cosas simples con frecuencia son las más satisfactorias.
CLAUDIA, 62 años

* * *

Aprendí que tararear una melodía cuando estamos nerviosos
puede tranquilizar la mente.
ROCÍO, 25 años

* * *

La brújula del cuidador

Aprendí que los niños siempre
desean llamar la atención del familiar enfermo
y que llegan a extremos para conseguirlo.

LAURA, 37 años

* * *

Aprendí que si permitimos
que alguna situación nos haga enojar,
hemos dejado que nos conquiste.

CRISTAL, 42 años

* * *

Aprendí que hablar acerca de mis problemas
no siempre ayuda.

JUDITH, 35 años

* * *

Aprendí que los cuidadores son los mejores maestros
de creatividad, persistencia y amor incondicional.

ALBERTO, 28 años

* * *

Aprendí que cuando cuidas a una persona enferma
los días son largos, pero que la vida es corta.

JUAN, 88 años

* * *

Aprendí que debo tomar las pequeñas decisiones
con la cabeza y las grandes con el corazón.

ALEGRÍA, 37 años

* * *

Aprendí que...

Aprendí que muchos cuidadores se dan por vencidos
justo cuando están a punto de lograr el éxito.

GLORIA, 27 años

* * *

Aprendí que la manera como cuidamos
a una persona enferma es un autorretrato.

MERCEDES, 64 años

* * *

Aprendí que la mayor necesidad
de un cuidador es sentirse valorado.

JACINTO, 70 años

* * *

Aprendí que todo se ve mejor por la mañana
después de tener un buen sueño por la noche.

RITA, 51 años

* * *

Aprendí que el cuidador que dice
que algo no puede hacerse, con frecuencia
es interrumpido por otro cuidador
que ya lo está haciendo.

SABRINA, 43 años

* * *

Aprendí que la buena salud es la verdadera riqueza.

MARIO, 79 años

* * *

Aprendí que después de estar todo el día cuidando
a una persona enferma el placer total es un buen libro,
un sofá mullido y un gato ronroneando a mi lado.

MIREIA, 49 años

*   *   *

Aprendí que cuando crezca, voy a cuidar
a personas enfermas. Lo traigo en la sangre.

LAURA, 10 años

*   *   *

Aprendí que si disfrutas con los cuidados
es tan divertido como el tiempo libre.

MAITE, 51 años

*   *   *

Aprendí que las personas optimistas
son mejores cuidadores que las pesimistas.

EUGENIO, 88 años

*   *   *

Aprendí que un juego perdido contra la enfermedad
no significa perder toda la temporada.

DIEGO, 57 años

*   *   *

Aprendí que una buena carcajada
en mitad de nuestros cuidados
es como unas vacaciones instantáneas.

ALICIA, 61 años

*   *   *

Aprendí que…

Aprendí que si estimulo mi imaginación
puedo encontrar tesoros incalculables.
ADRIANA, 24 años

* * *

Aprendí que podemos seguir mucho tiempo
después de pensar que ya no podemos más.
PABLO, 70 años

* * *

Aprendí que una caminata diaria de veinte minutos
es lo más fácil y benéfico que puede hacer
un cuidador por su salud.
PILAR, 52 años

* * *

Aprendí que cuidar a una persona enferma
rompe nuestro corazón, pero que vale la pena.
CRISTINA, 46 años

* * *

Aprendí que los grandes problemas
siempre empiezan siendo pequeños.
MARCOS, 28 años

* * *

Aprendí que amar y ser amado
es la mayor alegría del mundo.
ESTEBAN, 55 años

* * *

La brújula del cuidador

Aprendí que lo que un niño aprende
de una persona enferma perdura hasta la tumba.
ARMANDO, 82 años

*   *   *

Aprendí que si sonreímos a un enfermo,
casi siempre nos devolverá la sonrisa.
RICARDO, 78 años

*   *   *

Aprendí que si no existieran los problemas,
no existirían las oportunidades.
ANA, 19 años

*   *   *

Aprendí que todos los cuidadores
tenemos algo que enseñar.
MARISA, 51 años

*   *   *

Aprendí que hay personas enfermas
a las que jamás podremos complacer,
no importa lo que hagamos.
AITOR, 35 años

*   *   *

Aprendí que la preocupación a menudo
es un sustituto de la acción.
FERNANDO, 50 años

*   *   *

Aprendí que...

Aprendí que resulta satisfactorio escribir
en mi diario las cosas buenas que me suceden cada día
mientras estoy cuidando al enfermo.
VANESA, 26 años

*   *   *

Aprendí que en ocasiones sólo necesito que me abracen.
MARTA, 41 años

*   *   *

Aprendí que llega un momento
en que debemos dejar de sufrir por la muerte
de un ser querido y continuar con nuestra vida.
LIDIA, 67 años

*   *   *

Aprendí que siempre me siento bien
al tomar la mano de la persona enferma.
JONATHAN, 14 años

*   *   *

Aprendí que los cuidadores
no necesitamos consejos, sino comprensión.
VIRGINIA, 40 años

*   *   *

Aprendí que no cuesta nada ser amable
con el enfermo.
SOLEDAD, 33 años

*   *   *

La brújula del cuidador

Aprendí que los auténticos cuidadores
son las personas que hacen lo que tiene que hacerse,
cuando necesita hacerse, sin importar las consecuencias.
DANIEL, 77 años

* * *

Aprendí que el entusiasmo
y el éxito parecen ir juntos.
SONIA, 44 años

* * *

Aprendí que debemos apreciar a los enfermos por lo que son,
y no por lo que deseamos que sean.
LARA, 28 años

* * *

Aprendí que una palmada en la espalda y un sincero
«Lo estás haciendo muy bien» puede alegrar tu día.
SUSANA, 47 años

* * *

Aprendí que tomé mis peores decisiones
cuando estaba enfadado.
ANTONIO, 69 años

* * *

Aprendí que los zapatos cómodos
son algo indispensable.
AMALIA, 34 años

* * *

Aprendí que…

Aprendí a no perder el tiempo preocupándome
por cosas que no puedo cambiar.
JOSÉ, 78 años

*   *   *

Aprendí que no se puede
ser cuidador sin arriesgarse
MARCELINO, 58 años

*   *   *

Aprendí que con frecuencia descargamos
nuestras frustraciones con la persona enferma.
LUISA, 62 años

*   *   *

Aprendí que a todas las personas que cuidan
les encanta recibir flores, en especial
cuando no existe ningún motivo particular para ello.
MÓNICA, 39 años

*   *   *

Aprendí a abrazar a mi abuelo sin asfixiarlo.
ISMAEL, 7 años

*   *   *

Aprendí que en ocasiones la enfermedad
nos presenta situaciones en las que lo único que podemos hacer
es colocar un pie frente al otro y vivir cada momento.
ASENSIO, 70 años

*   *   *

La brújula del cuidador

Aprendí que cuando visito a un familiar enfermo,
tardo cinco segundos para saludarlo
y treinta minutos para despedirme.
ANDREA, 47 años

* * *

Aprendí que no tengo que ser siempre perfecto.
ROBERTO, 66 años

* * *

Aprendí que llega un momento
en que uno daría todo lo que posee por que la persona enferma
volviera a estar sana, aunque sólo fuera un día.
ELENA, 61 años

* * *

Aprendí que un hilo de fondo con una sinfonía de Mozart
siempre tranquiliza al enfermo.
LOURDES, 50 años

* * *

Aprendí que todavía tengo mucho que aprender.
DAMIÁN, 92 años

Las ocho reglas básicas

C onfianza
U topía
I maginación
D ecisión
A mor
D edicación
O rganización
R espeto

Regla nº 1: Confianza

La confianza es una poderosa energía de la que dispone el cuidador. Se cultiva en el interior y está muy ligada a la relación que mantiene con el enfermo y a las preguntas que obtiene de la misma. Y es que no existe un mayor signo de debilidad que desconfiar instintivamente de todo y de todos. Por eso, es necesario que aprendas a confiar en los demás. Pero para poder sentir que las otras personas también confían en ti primero tienes que creer en ti mismo y en tus posibilidades. Como dice Alfredo, «aprendí que el grado de confianza de un cuidador en sí mismo determina su éxito en gran parte». Además, la confianza está estrechamente ligada a la acción. Porque las palabras solas siempre inspiran menos confianza que las acciones. Y es que si crees en ti y tienes un conocimiento honesto sobre tus facultades y tus limitaciones, no sólo inspirarás confianza en quien te rodea, sino que sabrás actuar de una forma más libre y creativa. Creer en ti también te ayudará a afrontar con mayor optimismo las diferentes adversidades que se te vayan presentando a medida que transcurra la enfermedad.

«La confianza, como el arte, nunca proviene de tener todas las respuestas, sino de estar abierto a todas las preguntas.»
E. GRAY STEVENS

«La única forma posible de que perduren valores tales como la confianza y la prudencia, es a través de un estrecho contacto.»
WINSTON CHURCHILL

«La confianza en sí misma
es el requisito para las grandes conquistas.»
BEN JONSON

Regla nº 2: Utopía

Voltaire explica que los sueños no son deseos artificiales. Los sueños son brújulas del corazón, son proyectos de vida. Porque mientras que los deseos no soportan el calor de las dificultades, los sueños soportan las más altas temperaturas de los problemas. Y una utopía hace referencia a todos aquellos lugares que todavía no existen. O dicho de otra forma, son todos aquellos lugares o situaciones que el cuidador ha soñado pero que todavía no han sucedido. Un cuidador es un constructor de sueños; un utópico concienciado. Porque sólo las personas que se atreven a soñar despiertas, son las únicas capaces de hacer que lo que hoy es un sueño mañana pueda convertirse en una realidad. Como dice Teresa, «aprendí que cada logro durante el transcurso de la enfermedad alguna vez fue considerado imposible». Y es que si no existieran los sueños, los pequeños problemas se convertirían en montañas insuperables. Por eso, no debes desistir de tus sueños, de crear tus fantasías, porque aunque éstos no van a determinar el lugar donde vas a llegar, sí que tienen la fuerza necesaria para arrancarte de donde estás. Además, sólo aquellos cuidadores que consigan transformar sus sueños en realidad serán los que aprenderán a ser líderes de sí mismos para después liderar el mundo que les rodea.

«El día que los soñadores desaparezcan
caerá la calamidad más grande sobre la humanidad.»
FRIEDRICH NIETZSCHE

«La sabiduría suprema es tener sueños bastante grandes
para no perderlos de vista mientras se persiguen.»
WILLIAM FAULKNER

«La utopía es el principio de todo progreso
y el diseño de un futuro mejor.»
ANATOLE FRANCE

Regla nº 3: Imaginación

La imaginación es una de las capacidades que diferencian al ser humano de las otras especies, porque le permite la capacidad de crear; de producir cosas nuevas y valiosas. Por eso, cuanto más desarrollada tiene la imaginación el cuidador, más creativo es en su trabajo, superando de una forma original todos aquellos obstáculos que van apareciendo. Y es que pocas cosas son imposibles para los cuidadores altamente creativos. Por ese motivo, es importante que empieces a estimular cuanto antes tu imaginación. Como todas las capacidades humanas, la creatividad puede ser desarrollada y mejorada. Además, estimular esta capacidad será lo que te permitirá soñar y traspasar los límites de lo conocido. Porque cuando se cuida a una persona enferma siempre existen cosas por descubrir que te pueden ayudar a solucionar tus problemas y a mejorar tu calidad de vida. «Aprendí que un hilo de fondo con una sinfonía de Mozart siempre tranquiliza al enfermo», explica Lourdes. Y es que sólo tienes que fijarte con atención en tu alrededor para encontrar soluciones creativas a problemáticas concretas. Una sinfonía de música, un caluroso abrazo, un relajante baño, un apetecible helado de chocolate o un simple paseo son muchas veces suficientes para disolver la irritabilidad y la tensión que por momentos se adueña del enfermo. Y es que sólo si aprendes a estimular tu creatividad y eres capaz de probar lo nuevo, podrás descubrir todos aquellos tesoros que se hallan ocultos y que están esperando que los descubras.

«La creatividad no consiste en una nueva manera,
sino en una nueva visión.»

EDITH WHARTON

«En los momentos de crisis, sólo la imaginación
es más importante que el conocimiento.»

ALBERT EINSTEIN

«Todo lo que puede ser imaginado es real.»

PABLO PICASSO

Regla nº 4: Decisión

Cuando se habla de decisión se habla de la capacidad del cuidador que le mueve a hacer cosas, por encima de las dificultades, los contratiempos y su estado de ánimo. Y es que su existencia no es sólo una lucha por adaptarse, sino que va más allá, es una lucha por crear, interpretar y conocer. Además, un cuidador decidido tampoco se centra tanto en sus deberes, sino en lo que realmente quiere. Por eso, es preciso que sepas lo que quieres y tener el valor de decirlo. Porque tener un claro conocimiento de lo que buscas y luchar por ello es el primer paso para caminar con firmeza y confianza. Aunque para conseguirlo, antes tienes que ser capaz de aparcar todas las dudas y atreverte a decidir. Sin capacidad de decisión no hay crecimiento posible. Pero tampoco debes obsesionarte con intentar tomar una decisión perfecta, porque en la vida no puede haber ninguna decisión perfecta. Tener capacidad de decisión significa saber que la vida es imperfecta. Como explica Víctor, «aprendí que es mejor ser decidido, incluso si esto significa que en ocasiones cometas un error». Y es que, aunque hayas podido cometer muchos errores, nunca es tarde para buscar un mundo mejor y más nuevo. Pero para lograrlo es necesario renunciar temporalmente a la seguridad. Solamente arriesgándote y siendo decidido el avance es posible. De otro modo, nada es posible.

«El mundo entero se aparta cuando
ve pasar a un hombre que sabe a dónde va.»
ANTOINE DE SAINT-EXUPÉRY

«Vale más actuar exponiéndose a arrepentirse de ello,
que arrepentirse de no haber hecho nada.»
GIOVANNI BOCCACCIO

«El hombre que pretende verlo todo con claridad
antes de decidir nunca decide.»
HENRY F. AMIEL

Regla nº 5: Amor

Todas las personas se mueven en el universo de los sentimientos. Absolutamente todo el mundo necesita del amor de los demás. Y es que como dice Esteban, «aprendí que amar y ser amado es la mayor alegría del mundo». Por ese motivo, resulta fundamental que las personas que están cuidando a otro familiar sepan expresar los sentimientos de amor, agrado y afecto que siente hacia su ser querido. Porque si no lo hacen pueden hacer que la otra persona no se sienta apreciada, pudiendo debilitar la relación que existe entre ambos. También es mejor que digas siempre las cosas en el momento que las sientes. Y la mejor forma de hacerlo es de una forma abierta y directa. Además, cuando expresas sentimientos positivos es más probable que la otra persona también los exprese hacia ti que si no lo hicieses. Y para que esto ocurra tienes que estar abierto tanto para dar amor como para recibir. Porque el cuidador que ignora sus emociones y se cierra a recibir el afecto de los demás, no sólo sufre un trastorno en su carácter, sino que lentamente su estado físico y anímico también va decayendo hasta caer enfermo.

«La medida del amor es amar sin medida.»

SAN AGUSTÍN

«El verdadero amor no se conoce por lo que exige,
sino por lo que ofrece.»

JACINTO BENAVENTE

«Es necesario amar siempre,
aun después de haber amado.»

ALFRED DE MUSSET

Regla nº 6: Dedicación

Cuidar a una persona enferma es un trabajo que requiere lucha y perseverancia, puesto que todos los logros se obtienen con esfuerzo y dedicación. Por eso, cuando hagas algo, hazlo con entusiasmo y empeño. Pero sobre todo hazlo con el corazón. Porque con amor y dedicación todo es posible. Por otro lado, también tienes que esforzarte por conseguir lo que quieres y no buscar excusas. Como muy bien explica Sabrina, «aprendí que el cuidador que dice que algo no puede hacerse, con frecuencia es interrumpido por otro cuidador que ya lo está haciendo». Y es que todo parece imposible hasta que se hace. Por eso, debes concentrarte con todas tus fuerzas en lo que deseas, y acabarás lográndolo. Asimismo, el esfuerzo sólo proporciona su recompensa después de que el cuidador se niegue a darse por vencido. Porque no son los golpes ni las caídas las que pueden hacerte fracasar, sino tu falta de voluntad para levantarte y seguir adelante. Entonces, levántate tantas veces como sea necesario y empieza a crear las circunstancias para que el viento sople a tu favor. Caerse está permitido, levantarse es obligatorio.

«Nuestra recompensa se encuentra
en el esfuerzo y no en el resultado.
Un esfuerzo total es una victoria completa.»
MAHATMA GANDHI

«Es intentando lo imposible
como se consigue lo posible.»
HENRI BARBUSSE

«En la pugna entre el arroyo y la roca,
siempre triunfa el arroyo… no porque sea muy fuerte,
sino porque persevera.»
H. JACKSON BROWN

Regla nº 7: Organización

Ser organizado es una destreza muy importante dentro de la vida del cuidador. Porque ser organizado no sólo tiene que servirle para realizar con satisfacción su trabajo, sino también para llevar a cabo alguna actividad que le ayude a desconectar de la rutina diaria. Como dice Pilar, «aprendí que una caminata diaria de veinte minutos es lo más fácil y benéfico que puede hacer un cuidador por su salud». Y es que aprender a disfrutar del tiempo de ocio es una inversión necesaria para mantener una buena energía.

Por otro lado, organizarte también significa diseñar planes de acción para resolver los posibles problemas que puedan presentarse. Y para ello es conveniente que conozcas los recursos de que dispones. Debes saber a qué servicios (véase «Brújula del cuidador») y personas puedes recurrir en caso de que tanto el enfermo como tú sufráis un bajón inesperado. Porque conviene aclarar que aunque hay épocas en las que el cuidador tiene más vitalidad y energía, existen otras en las que está más sensible y todo se hace más cuesta arriba. Por eso, es muy beneficioso aprender a contar con la ayuda de los demás y no tener miedo a la hora de pedir apoyo. Otra herramienta que te puede resultar de gran utilidad es disponer de una agenda en la que no sólo puedas anotar las diferentes tareas y actividades que realizas cada día, ya sean de cuidados o placenteras, sino también a quién y a qué puedes recurrir en caso de sufrir una crisis o bien porque te encuentras agobiado y necesitas un descanso.

«Disfrutar de todos los placeres es insensato;
evitarlos, insensible.»

PLUTARCO

«Si no existe la organización, las ideas,
después del primer momento de impulso,
van perdiendo eficacia.»

ERNESTO «CHE» GUEVARA

«Ningún hombre es una isla.
Para hacer frente al buen combate, necesitamos ayuda.»

PAULO COELHO

Regla nº 8: Respeto

Respeto es el reconocimiento de que algo o alguien tiene valor. Es aceptar al otro tal y como es, como una entidad única. Porque las relaciones humanas, como los edificios, necesitan de una base fuerte y sólida. Y esta base sólo puede nacer del respeto y la tolerancia hacia los demás. Pero antes es imprescindible que te respetes a ti mismo. Tienes que aprender a valorar tu espacio, tu tiempo y tu trabajo como armas para tu bienestar y crecimiento. Darte cuenta de que tu vida es tan digna como la de la persona que cuidas. Y es que sólo cuando te valoras y te respetas eres capaz de reconocer la importancia de tus acciones sin dejar que los demás te manipulen o menosprecien. Como explica Irene, «aprendí que debemos tratar a la persona enferma con respeto y exigir respeto a cambio». Es por ello que, a pesar de que puedas equivocarte, debes exigir que siempre te traten con respeto. Eres un ser humano y como todo el mundo tienes derecho a cometer errores. Respeta también todo lo que hay en ti. Cuida tu higiene personal, tus vestimentas y cada uno de los detalles que conforman tu personalidad. De la misma forma, cuida tu físico. Un cuidador que se quiere y se respeta desea verse y sentirse bien, aunque tenga que sortear numerosos obstáculos. Y es que el respeto, en definitiva, es cobrar una real conciencia de que tienes unas increíbles capacidades para andar por la vida con firmeza y confianza, seguro de tus decisiones y compartiendo con cada paso el afecto y el amor que sientes por los demás.

«El respeto a uno mismo es la vestimenta más noble
y el sentimiento más elevado que pueda caber
en el ánimo humano.»
SAMUEL SMILES

«Siempre es más valioso tener el respeto
que la admiración de las personas.»
JACQUES ROUSSEAU

«La bondad es el principio del tacto, y el respeto
por los otros es la primera condición para saber vivir.»
HENRY F. AMIEL

Brújula del cuidador

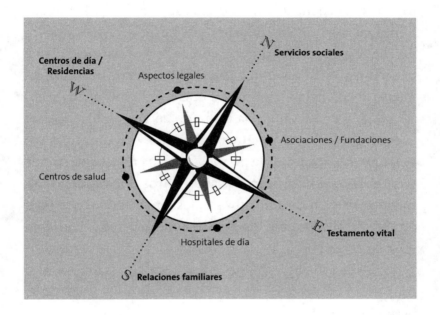

Relaciones familiares

Cuando se está al frente de los cuidados de una persona enferma, se tiene que saber que no se está solo. El cuidador tiene una familia a la que debe acudir. Porque el momento en que un miembro de la familia cae enfermo es una situación que no sólo afecta al cuidador, sino a toda la familia. Por eso, la comunicación entre los diferentes miembros tiene que ser fluida para poder llegar a acuerdos conjuntos sobre la línea de actuación a seguir durante las diferentes etapas de la enfermedad. Y es que tener las cosas claras desde el principio permitirá anticiparse a las diferentes problemáticas y a evitar una posible ruptura en el núcleo familiar.

Entre las diferentes decisiones que los familiares deben tomar, se encuentra la de comunicar la enfermedad al enfermo en caso de desconocimiento. Esta decisión, que en muchas ocasiones dependerá sobre todo de la capacidad que tiene la persona de asimilar que está enferma y que posiblemente puede fallecer, permitirá que el enfermo pueda realizar cosas que todavía no ha realizado en vida, o bien le dará la oportunidad de redactar el testamento vital o últimas voluntades. En ocasiones, la persona enferma no está preparada y no es la opción más aconsejable. Otros temas que los familiares deben dejar resueltos son los servicios a los que pueden acudir o el posible ingreso del enfermo en un centro en un futuro cercano.

Servicios sociales

Ley de Dependencia (LPAPAD)

Las personas que son declaradas dependientes, pueden recibir:

1. Directamente servicios (prestados a través de la oferta pública de la red de servicios sociales de las comu-

nidades autónomas) mediante centros públicos o privados concertados.

2. De no ser posible la atención mediante un servicio se puede recibir una prestación económica de carácter periódico. Debe estar vinculada a la adquisición de un servicio que se determine adecuado para las necesidades de la persona beneficiaria.

3. Con carácter excepcional, se puede recibir una prestación económica para ser atendido por cuidadores no profesionales: familiares de la persona dependiente.

Servicios de la Ley de Dependencia:

–*Servicio de teleasistencia:* Servicio que se articula mediante una línea telefónica que permite que el usuario entre en contacto verbal con una central de llamadas para dar respuesta a la emergencia presentada.

–*Servicio de ayuda a domicilio:* Servicio que pretende facilitar a la familia, mediante un personal cualificado, una serie de atenciones y apoyos para la mejor realización de las actividades cotidianas con el enfermo, retrasando o evitando de esta forma un posible internamiento.

–*Servicio de centro de día:* Servicio sociosanitario y de apoyo familiar que se ofrece durante el día mediante el cuidado del enfermo, promoviendo la permanencia en su entorno habitual.

–*Servicio de centro de noche:* Servicio donde el enfermo sólo va a dormir.

–*Servicio de atención residencial:* Servicio que ofrece una atención integral y continuada que se presta en centros residenciales públicos o acreditados. Puede tener carácter permanente o temporal.

–*Programa de respiro familiar:* Se trata de un programa de carácter preventivo que se basa en la necesidad de apoyo a los cuidadores y familiares, ofreciendo a la persona enferma estancias temporales en régimen residencial. Pretende ofrecer un soporte a las familias proporcionándoles un tiempo de descanso.

Asociaciones / Fundaciones

Las asociaciones de familiares y las fundaciones son un recurso muy importante para conseguir un mayor bienestar del cuidador y, por lo tanto, una mejora en la calidad de vida del enfermo. Los diferentes servicios que ofrecen son:

–*Asesoramiento:* Recursos sociales, temas jurídicos, búsqueda y selección de centros de día y residencias, ayudas técnicas, resolución de conflictos con otros miembros de la familia.

–*Apoyo psicológico:* Atención psicológica individualizada o atención psicológica grupal.

–*Programas de formación a cuidadores:* Cursos y talleres específicos sobre la enfermedad y los cuidados, jornadas informativas, servicio de voluntarios, actividades lúdicas para cuidadores.

–*Grupos de ayuda mutua*: Reuniones grupales entre cuidadores con problemáticas similares que buscan un apoyo común para un beneficio personal y/o colectivo. Estos grupos, entre otras cosas, ayudan a que los cuidadores puedan conocerse mejor a sí mismos; a saber gestionar en mayor medida sus problemas; a compartir experiencias, dudas y temores; a encontrar la comprensión de personas que están en la misma situación; a dar apoyo a otras personas que lo necesitan, o bien a salir del aislamiento en el que se encuentran inmersos.

Testamento vital

El testamento vital expresa anticipadamente la voluntad de una persona sobre las atenciones médicas que desea recibir en caso de padecer una enfermedad irreversible que le haya llevado a un estado que le impida expresarse por sí misma. Refleja su interés por una muerte digna y, una vez llegado el fallecimiento, sobre el destino de su cuerpo o sus órganos. El titular del documento puede asignar, además, un representante para que, llegado el caso, sirva como interlocutor con el médico con el fin de procurar el cumplimiento de las instrucciones previas. El documento puede firmarse ante notario o ante tres testigos. Dos de ellos no pueden ser familiares en segundo grado ni estar vinculados por relación patrimonial con el otorgante.

Centros de salud

Los centros de salud tienen el objetivo de realizar un diagnóstico exhaustivo acerca de la evolución y el tratamiento de la enfermedad. Los médicos tienen la responsabilidad de realizar controles periódicos e informar a la familia sobre todas las dudas que estén relacionadas con la enfermedad. Por eso, la comunicación entre la familia y el equipo médico tiene que ser directa y fluida. Cada centro de salud también dispone de un trabajador social, que debe ayudar a los familiares a conocer y solicitar todo tipo de prestaciones sociales que se ajusten a sus demandas.

Hospitales de día

Se entiende como «hospital de día» la asistencia durante unas horas, ya sea para diagnósticos, investigaciones clínicas, exploraciones múltiples o tratamientos que no pueden hacerse en la consulta externa pero que no justifican la estancia completa en el hospital. Por lo tanto, es un recurso que suele ubicarse físicamente dentro de un hospital, con una alta rotación de enfermos.

Centros de día

Los centros de día son instituciones donde se prestan servicios sociosanitarios. Estos centros, englobados dentro de los servicios sociales comunitarios, son un recurso intermedio entre la atención domiciliaria y la atención residencial. El objetivo es poder ofrecer una atención diurna a las necesidades básicas, terapéuticas y socioculturales de los usuarios. Para ello, suelen contar con programas de contenidos recreativos y ocupacionales, además de incluir entre sus servicios: manutención, atención de rehabilitación, servicio de transporte, cuidados personales, vigilancia médica, atención social, etc. Los centros de día están integrados por diferentes profesionales como son trabajadores sociales, ATS, médicos, terapeutas ocupacionales, auxiliares de clínica o fisioterapeutas.

Residencias

Los servicios residenciales son centros destinados a proporcionar una atención integral a todas aquellas personas cuyo grado de dependencia es demasiado elevado para posibilitar su permanencia en su domicilio o en su entorno sociofamiliar habitual. Estos centros, además de ofrecer un hogar alternativo, se plantean con la finalidad de promover el desarrollo individual de las personas atendidas y de mejorar su autonomía y grado de integración social. Para ello, cuentan con todos los servicios necesarios y, al igual que los centros de día, también disponen de un equipo de profesionales completamente cualificados. Los servicios residenciales, que pueden ser públicos o privados, ofrecen, asimismo, atención durante los fines de semana y estancias de corta duración, con el doble objetivo de paliar situaciones problemáticas de carácter coyuntural y aliviar la situación de los familiares que conviven habitualmente con la persona enferma.

A la hora de elegir un centro de día o un centro residencial es muy importante que la familia se asegure previamente de que el centro reúne todos los requisitos necesarios para poder atender todas las necesidades del enfermo. Para ello, es necesario que la familia visite antes los espacios físicos del centro y pueda conocer de primera mano tanto el equipo profesional como la programación de actividades que se realizan en el mismo. Otros aspectos a tener en cuenta son el servicio de comedor y el seguimiento de las dietas, la participación de la familia en la planificación de objetivos del enfermo o la frecuencia de las visitas del médico. En definitiva, todos los pequeños detalles que están relacionados con los cuidados de la persona enferma y que contribuyen a la mejora de su calidad de vida son fundamentales en el momento de elegir un centro.

Aspectos legales

A medida que la enfermedad evoluciona, muchos enfermos van perdiendo la capacidad de comprensión y la capacidad de poder realizar determinadas actividades. No obstante, desde el punto de vista legal, tienen capacidad plena. Esta situación puede suponer para sí mismo y para los familiares un problema grave. Por ello, es necesario nombrar a un tutor, aunque previamente es preciso que un juez reconozca que el enfermo ha perdido su capacidad. La *incapacitación* (nombre como se conoce a este trámite) consiste en el reconocimiento de que alguien carece de capacidad para realizar actos con contenido jurídico. El objetivo de la declaración es proteger a la persona declarada judicialmente incapaz. Para poder solicitar la declaración el titular debe padecer alguna enfermedad o deficiencia de tipo físico o psíquico. Del mismo modo, la enfermedad tiene que tener un carácter persistente e impedir a la persona gobernarse por sí misma. El procedimiento puede ser iniciado por un familiar directo con la intervención de un abogado y un procurador.

El cuidador tiene derecho...

—A cuidar de sí mismo, dedicándose tiempo y haciendo actividades sin tener sentimiento de culpa.

—A expresar sus sentimientos de tristeza, rabia o enfado por ver al enfermo o estar perdiendo a un ser querido.

—A cometer errores y ser disculpado por ellos.

—A resolver por sí mismo aquello que sea capaz y a preguntar sobre aquello que no comprende.

—A ser tratado con respeto por aquellos a quienes solicita consejo y ayuda.

—A escuchar y atender sus propias necesidades.

—A ser reconocido como miembro valioso de su familia, incluso cuando sus puntos de vista sean distintos.

—A la formación y a disponer del tiempo necesario para formarse.

—A quererse a sí mismo reconociendo que hace lo humanamente posible.

—A liberarse de pensamientos y sentimientos negativos.

—A seguir desarrollando su vida y disfrutar de ésta.

–A rechazar cualquier intento que haga la persona que cuida para manipularle y hacerle sentir culpable.

–A estar orgulloso por la labor que desempeña.

–A ser uno mismo.

Direcciones de interés

Enfermedades y discapacidades

Federación Española de Hemofilia
c/ Sinesio Delgado, 4, 28029 Madrid
Tel.: 913 146 508 – Fax: 913 145 965
www.hemofilia.com
e-mail: fedhemo@hemofilia.com

Federación Nacional ALCER (riñón)
c/ Don Ramón de la Cruz, 88, 28006 Madrid
Tel.: 915 610 837 – Fax: 915 643 499
www.alcer.org
e-mail: federacion@alcer.org

Asociación Española de Fibrosis Quística
c/ Duque de Gaeta, 56, 1º 4ª, 46022 Valencia
Tel.: 963 318 200
www.fibrosis.org
e-mail: fqfederacion@fibrosis.org

Asociación Nacional de Huesos de Cristal
c/ San Ildefonso, 8, 28012 Madrid
Tel.: 914 678 266 – Fax: 915 283 258
www.ahuce.org
e-mail: ahuce@ahuce.org

Federación Española de Padres de Niños con Cáncer
Av. Menéndez Pelayo, 41, 28009 Madrid
Tel.: 915 572 626
www.cancerinfantil.org
e-mail: federacion@cancerinfantil.org

**Confederación Española de Familiares
de enfermos de Alzheimer
(CEAFA)**
c/ Pedro Alcatarena, 3, 31014 Pamplona
Tel.: 902 17 45 17 – Fax: 948 26 57 39
www.ceafa.org
e-mail: ceafa@ceafa.es

Federación Española de Parkinson
Pº Reina Cristina, 8, 3º B, 28014 Madrid
Tel. – Fax: 914 345 371
www.fedesparkinson.org
e-mail: info@fedesparkinson.org

Federación Española de Lupus
c/ Lagunillas, 25, 29012 Málaga
Tel.: 952 250 826
www.felupus.org

Asociación de Enfermos de Crohn y Colitis Ulcerosa
c/ Hileras, 4, 28013 Madrid
Tel.: 915 426 326 – Fax: 915 475 505
www.accuesp.com

Asociación Española de Esclerosis Lateral Amiotrófica
c/ Emilia, 51, 28029 Madrid
Tel.: 913 113 530
www.adelaweb.com
e-mail: adela@adelaweb.com

Direcciones de interés

Asociación de Lucha contra la Distonía en España
Camino de Vinateros, 97, 28030 Madrid
Tel.: 914 379 220
www.distonia.org
e-mail: alde@distonia.org

Federación Nacional de Enfermos y Trasplantados Hepáticos
c/ Miguel Servet, 124, 5º D, 50013 Zaragoza
Tel.: 667 496 358 / 667 496 305
www.fneth.com
e-mail: info@fneth.org

Federación Española de Enfermedades Neuromusculares
c/ Jordi de Sant Jordi, 26-28, 08027 Barcelona
Tel.: 934 516 544 / 934 083 695
www.asem-esp.org
e-mail: asem15@suport.org

Asociación Española de Esclerosis Múltiple (AEDEM-COCEMFE)
c/ Sangenjo, 36, 28034 Madrid
Tel.: 914 481 261 – Fax: 914 593 926
www.aedem.org
e-mail: aedem@aedem.org

Confederación Española de Organizaciones a favor de las Personas con Discapacidad Intelectual (FEAPS)
c/ General Perón, 32, 1º, 28020 Madrid
Tel.: 915 567 413 – Fax: 915 974 105
www.feaps.org
e-mail: feaps@feaps.org

Confederación Española de Federaciones y Asociaciones de Atención a las Personas con Parálisis Cerebral y Afines
c/ General Zabala, 29, 28002 Madrid
Tel.: 915 614 090 – Fax: 915 634 010
www.aspace.org

**Confederación Española de Agrupaciones de Familiares
y Enfermos Mentales (FEAFES)**
c/ Hernández Más, 20-24, 28053 Madrid
Tel.: 915 079 248 – Fax: 917 857 076
www.feafes.com
e-mail: feafes@feafes.com

Federación Española de Asociaciones de Padres de Autistas
c/ Navaleno, 9, 28033 Madrid
Tel.: 917 660 018 – Fax: 917 670 038
www.fespaus.es
e-mail: autistas@fespaus.es

Federación Española de Enfermedades Raras
Av. San Francisco Javier, 9, 41018 Sevilla
Tel.: 954 989 892 – Fax: 954 989 893
www.enfermedades-raras.org
e-mail: dirección@enfermedades-raras.org

Confederación Nacional de Sordos de España
c/ Montesa, 38, 28006 Madrid
Tel.: 913 565 832 – Fax: 913 554 336
www.cnse.es

Federación Española de Daños Cerebrales
c/ Pedro Teixeira, 8, 28020 Madrid
Av. San Francisco Javier, 9, 41018 Sevilla
Tel.: 914 178 905 – Fax: 914 178 906
www.fedace.org
e-mail: info@fedace.org

Confederación Española de Padres y Amigos de los Sordos
c/ Pantoja, 5, 28002 Madrid
Tel.: 915 765 149 – Fax: 915 765 746
www.fiapas.es
e-mail: fiapas@fiapas.es

Agradecimientos

A mis padres y mi hermano, Txema Córdoba, por la paciencia, el apoyo y, sobre todo, la comprensión que han demostrado durante todos estos años. Gracias por conseguir que las distancias siempre fueran cortas.

A Roger Barrachina, Yannick Llauge, Jordi Beltrán y Daniel Montenegro, cuya generosidad rebasa fronteras y me ayudan a acercarme cada día al lado más humano de las personas.

A Enrique Pérez, por su constante ejemplo y su apoyo incondicional.

A Meritxell Ortiz y Olalla Montón, que siempre tienen la frase adecuada en el momento justo. Sus sugerencias siempre están tocadas por la excelencia.

A Núria López, por brindarme la oportunidad de acercarme a un mundo tan desconocido donde las emociones siempre están a flor de piel.

A Anna Forés, por enseñarme el camino de la asertividad.

Al editor Jordi Nadal, cuya energía, generosidad y lucidez no tienen límites.

A todos los cuidadores, que tanto me han enseñado durante estos últimos años y que han colaborado generosamente con sus comentarios y su sabiduría. Un trozo de su corazón está latente en estas páginas.

Y a ti, querido lector, por acompañarme durante este viaje.

Raül Córdoba

Su opinión es importante.
En futuras ediciones, estaremos encantados
de recoger sus comentarios sobre este libro.

Por favor, háganoslos llegar a través de nuestra web.

Y si usted, al igual que los cuidadores que ofrecen
su testimonio en este libro, desea compartir su aprendizaje
con los demás lectores, háganos llegar su reflexión.

www.plataformaeditorial.com

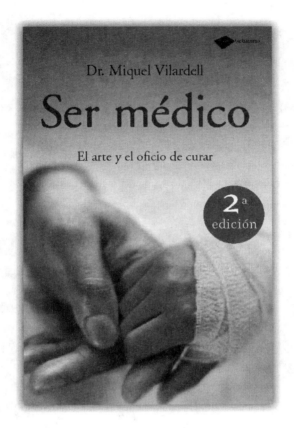

Dr. Miquel Vilardell

Ser médico

El arte y el oficio de curar

2ª
edición

Un texto dictado desde la experiencia
y la visión humana de la medicina.

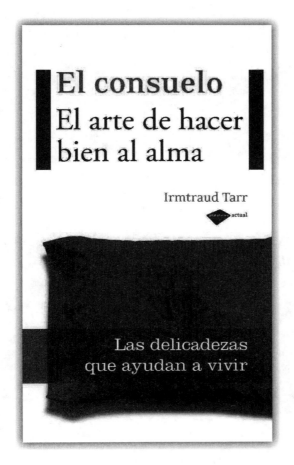

El buen consuelo tranquiliza y ayuda
a recuperar la confianza en el destino y en la vida.
¿Cómo encontrar las palabras y el tono adecuados?
¿Cómo actuar con alguien que está viviendo
un momento difícil?

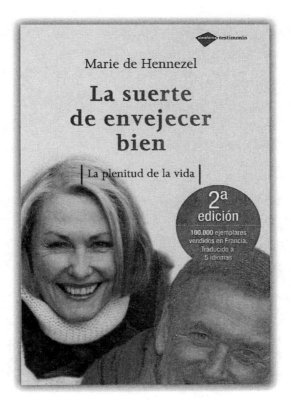

plataforma testimonio

Marie de Hennezel

La suerte de envejecer bien

| La plenitud de la vida |

2ª edición

100.000 ejemplares vendidos en Francia. Traducido a 5 idiomas

Libro tan necesario como revelador,
que apuesta por la vitalidad de las personas
que se preparan para envejecer.